CONSIDÉRATIONS

SUR

L'ASTHME

SA NATURE

SON TRAITEMENT

PAR LE

Docteur PERRIER

Conseiller général du Gard.

NIMES

IMPRIMERIE ROGER ET LAPORTE

5, place Saint-Paul, 5

1885

CONSIDÉRATIONS

SUR

L'ASTHME

SA NATURE

SON TRAITEMENT

PAR LE

Docteur PERRIER

Conseiller général du Gard.

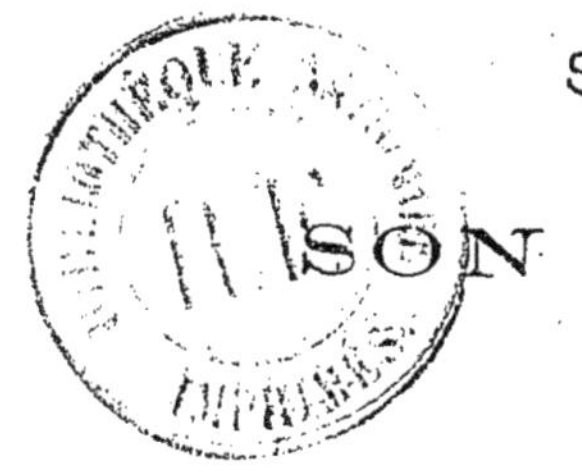

NIMES

IMPRIMERIE ROGER ET LAPORTE

5, place Saint-Paul, 5

1885

AVANT - PROPOS

Monsieur et honoré Confrère,

En vous soumettant sur l'Asthme quelques réflexions déduites directement des faits cliniques, j'ose compter sur votre bienveillante attention.

Les théories les plus diverses, professées par nos maîtres les plus éminents, ont voulu, tour à tour, expliquer cette singulière affection. Comme le raisonnement seul préside à leur édification, elles s'adaptent à des vues théoriques naturellement divergentes et par contre fatalement dissemblables.

La méthode expérimentale est venue faire la lumière sur un point.

On a reproduit artificiellement l'accès de l'asthmatique, et l'on a ainsi signalé, avec sûreté, les points qui devaient être impressionnés pour donner naissance à l'accès d'asthme.

Comment et dans quelles conditions une cause pathologique provoque ces impressions ? Voilà bien une deuxième question plus importante en pratique que la première, et que la physiologie est impuissante à élucider.

Je n'ai point la prétention d'y répondre, mais je crois devoir apporter mon contingent de renseignements à l'enquête qui, tôt ou tard, donnera la solution.

La statistique médicale n'ayant d'autre préoccupation que d'enregistrer les faits avec soin, d'une manière précise et exacte, peut seule résoudre ce difficile problème.

J'apporte à cette statistique quelques documents ayant, il me semble, une certaine valeur.

J'ai recherché avec soin les états morbides concomitants de l'asthme, j'ai trouvé l'arthritisme.

Mes renseignements sur l'hérédité ont encore abouti à l'arthritisme.

Je ne suis point autorisé à conclure, mais cela ne mérite-t-il pas d'être signalé ?

Du reste, ayant été conduit à m'occuper d'une façon plus particulière des maladies chroniques, en remontant aux causes de ces dernières, j'ai retrouvé presque toujours le terrain arthritique comme base des manifestations les plus diverses que j'observais.

Je n'aurai peut-être point osé parler de cette impression personnelle, si je n'avais été frappé, ces jours derniers, par l'opinion du praticien certainement le plus réputé de tout le midi.

« Plus je vais, me disait l'éminent professeur de Montpellier, plus je trouve que les affections diathésiques semblent dériver d'une source unique. »

C'est, du reste, la voie dans laquelle nos plus illustres maîtres semblent s'engager de plus en plus ; MM. Durand-Fardel, le professeur Bouchard, etc., ont rapporté à une même cause de nombreuses affections morbides s'accusant par des signes bien différents.

Sans prétendre ajouter une force à des opinions d'une telle origine, il n'est pas inutile, ce me semble, de signaler les faits venant se placer dans le cadre tracé par de telles autorités.

Si j'avais quelque hésitation, les résultats thérapeutiques obtenus la dissiperaient bien vite.

Un traitement efficace de l'Asthme, *dont les heureux effets sont durables*, n'est-il pas digne de fixer l'attention ?

Dans les observations que j'ai l'honneur de présenter à mes Confrères, les résultats ont été presque toujours *trés favorables*. Est-il besoin de dire que je n'ai pas fait de choix parmi les asthmatiques que j'ai eu l'occasion de traiter ; j'ai parlé de tous les cas dont l'historique ne présentant pas de lacunes trop grandes, pouvaient être utilement appréciés. Je me suis efforcé d'avoir, auprès des médecins, des renseignements précis sur l'état de leurs malades depuis leur traitement à Euzet jusqu'à ce jour. Qu'il me soit permis de les remercier ici de l'empressement qu'ils ont mis à me répondre.

A un autre point de vue, les faits que je signale ont aussi une véritable importance.

Le traitement suivi par tous mes malades a été sensiblement le même.

Ils ont pris des inhalations sulfuro - bitumineuses - goudronées, le soulagement immédiat qu'ils en éprouvent leur fait attribuer à cet exercice une valeur peut-être exagérée, c'est du moins mon avis. Il modifie la muqueuse bronchique et la respiration devient plus libre de ce fait. Toutefois, on ne saurait admettre que l'effet d'un traitement local puisse supprimer des crises d'Asthme durant des mois et même des années.

Il faut pour cela, une modification profonde; elle ne peut être imputée qu'à un traitement général.

A Euzet, mes malades ont pris exclusivement comme traitement général, de l'Eau.

Comment peut agir cette Eau ?

Considérant sa composition chimique, on est amené à conclure que par ses sels à base de chaux et de magnésie, elle agit dans le même sens que les eaux de Contrexeville, dont elle renferme tous les éléments à dose plus élevée, et qu'elle *modifie ainsi profondément la diathése arthritique.*

Examinant ses effets thérapeutiques, immédiats et facilement appréciables, on constate que l'Eau d'Euzet modifie très rapidement, soit l'acide urique, soit les oxalates, soit le sable biliaire.

La Gravelle et là lithiase biliaire sont certainement les maladies les plus agréables à traiter à Euzet. L'impression favorable se fait sentir dès les premiers jours et tout le monde, le malade surtout, le constate sans peine.

Sous l'influence du traitement j'ai vu bien des fois des dépôts urinaires formés par des quantités énormes d'oxalate de chaux.

Gravelle, lithiase biliaire, oxalurie, sont des manifestations indiscutées de l'arthritisme. Je puis donc affirmer que les résultats thérapeutiques obtenus à Euzet contre l'asthme, accusent la nature arthritique de cette affection.

Quelle part ont dans ces effets l'acide sulfhydrique, le bitume, l'hyposulfite de soude que renferme la source Lavalette ?

Je l'ignore. Je voulais seulement démontrer que le même traitement est également favorable à la Gravelle, par exemple, et à l'Asthme, et conclure de mes observations, que je pouvais le ranger dans le cadre nosologique tracé par M. le professeur Bouchard : « l'Asthme est une petite famille dans la grande famille rhumatismale. »

Dr PERRIER.

CONSIDÉRATIONS

SUR

L'ASTHME

SA NATURE

SON TRAITEMENT

L'ASTHME

« L'Asthme est une névrose diathésique, l'accès d'Asthme se comporte d'une façon analogue à un accès de fièvre. »

TROUSSEAU.

« L'Asthme est le résultat d'un catarrhe chronique des petites bronches, dans lequel les crachats ont une densité et une viscosité qu'on ne retrouve que dans cette maladie. »

BEAU.

Le docteur Duclos de Tours assimile l'Asthme à une poussée eczémateuse et déclare trouver, chez presque tous les asthmatiques, une diathèse herpétique.

Pour Bretonneau, l'Asthme est occasionné par une congestion violente du poumon,

« L'Asthme est une petite famille dans la grande famille rhumatismale. »   Professeur BOUCHARD.

En multipliant les citations, je multiplierai les divergences.

Il n'est pas besoin d'insister pour démontrer combien cette question est complexe et controversée.

Il est certain qu'on a confondu, sous le nom d'Asthme, de nombreux symptômes morbides accompagnés de dyspnée et se rattachant à des affections diverses.

Peu à peu, l'étude mieux approfondie des accidents de la respiration est venue attribuer ces mêmes accidents aux maladies dont ils relèvent. La dénomination d'Asthme est aujourd'hui réservée à *une dyspnée périodique, résultant d'une contraction tétaniforme des muscles inspirateurs et surtout du diaphragme.*

Cette contraction est presque toujours le résultat d'une action réflexe.

Ces quelques lignes ont exclusivement pour but de mettre en relief, par des faits cliniques, certains renseignements sur l'étiologie de cette affection et, plus encore, de faire connaître un mode de traitement dont les effets, véritablement inespérés, m'ont paru dignes d'être signalés, surtout en présence d'une affection si tenace, résistant trop souvent à tous les traitements dirigés contre elle. Il me paraît cependant indispensable de signaler rapidement les traits caractéristiques de l'Asthme. On les retrouvera, je pense, dans toutes les observations qui suivent ; cela permettra encore de séparer les symptômes de l'Asthme, d'autres symptômes souvent multiples, qui le compliquent, l'ayant parfois précédé, étant d'autrefois simplement concomitants et se trouvant, enfin, bon nombre de fois provoqués par les désordres momentanés de l'Asthme lui-même, sans que jamais l'accès d'Asthme puisse être la résulante d'une affection pulmonaire.

« L'asthme n'est jamais symptômatique, il est indépendant des lésions pulmonaires ou cardiaques qui l'accompagnent parfois sans jamais le produire. »   Germain SÉE.

ACCÈS D'ASTHME

Ces accès présentent toujours trois grands traits principaux qui, le plus souvent, les différencient sans peine de toute autre affection dyspnéïque :

1° *Ils sont périodiques et surviennent, de préférence, aux changements de saison. Presque toujours ils se déclarent la nuit.*

Entre ces accès, la rémission est complète si d'autres lésions ne viennent compliquer l'Asthme.

Toute altération cardiaque ou pulmonaire s'accusera par une marche nécessairement différente.

La fatigue, le mouvement provoquent, augmentent la dyspnée dans toutes les maladies du poumon, et plus encore dans celles du cœur.

2° *L'accès d'Asthme s'accompagne d'une sécrétion filante, particulière, spumeuse, d'une expectoration difficile.*

Le catarrhe pituiteux dans lequel on trouve une expectoration ayant quelque analogie avec celle de l'Asthme, en diffère par sa toux quinteuse provoquant des vomissements ; il est souvent associé à des troubles gastriques. Il se montre surtout le matin au lever.

Enfin, il importe de souligner avec soin que le catarrhe pituiteux est souvent accompagné d'emphysème du sommet et se rencontre chez les arthritiques.

L'hystérie présente parfois des accidents ressemblant beaucoup à des accès d'Asthme. La dyspnée, provoquée par l'attaque, est accompagnée *de crachats filants*. Mais ces accès sont plutôt diurnes que nocturnes, c'est l'inverse dans l'Asthme; le plus souvent ils ne récidivent pas, *on y entend bien, comme dans l'Asthme, des râles sibilants très intenses, mais il n'y a pas absence du murmure vésiculaire.*

Les inspirations sont libres, la dilatation de la poitrine se fait, l'épigastre et l'hypocondre sont déprimés, et les respirations ralenties et anxieuses. M. le professeur Germain Sée rapporte ces accidents à la paralysie du nerf vague.

3° *Le murmure vésiculaire est absent ou très amoindri durant l'accès d'Asthme.*

Ce signe présente le plus grand intérêt; non-seulement il peut servir d'élément de diagnostic pendant l'attaque et différencier, par exemple, comme nous venons de le voir, l'Asthme de la suffocation hystérique, mais chez l'asthmatique, durant les périodes de rémission, le murmure vésiculaire n'est presque jamais complètement rétabli.

Si aucune autre affection n'est jointe à l'Asthme, on est surpris de trouver, avec l'absence de tout signe stétoscopique anormal, un bruit respiratoire uniformément affaibli.

C'est là, à mon avis, un signe pathognomonique de l'Asthme, qui, bien souvent, permet de diagnostiquer cette affection, alors que le malade et ceux qui l'entourent ne songent point à l'Asthme.

Ce serait une erreur de croire que l'accès d'Asthme présente toujours un caractère d'étouffement très marqué, la dyspnée peut être assez faible pour être mise sur le compte d'un simple catarrhe, par exemple, d'autant mieux que ces Asthmes, à accès subaigus, s'accompagnent souvent de bronchite chronique.

Les accès semblent, dans ce cas, compenser, par leur fréquence et leur durée, la violence qui leur manque. Mais alors, au milieu des signes de la bronchite, se retrouvent la périodicité, la recrudescence saisonnière, l'invasion nocturne, les crachats filants qui disparaissent avec l'essoufflement, enfin, et surtout, le murmure vésiculaire généralement affaibli et dont l'affaiblissement est *persistant.*

C'est ce dernier signe qui, pendant la rémission, renseigne le médecin sur la nature des troubles passés et lui fait prévoir les accidents futurs.

La diminution du murmure vésiculaire se rencontre dans toute lésion pulmonaire, mais elle est localisée aux points affectés, ce qui la différencie tout de suite de l'amoindrissement général du murmure vésiculaire observé dans l'Asthme.

La congestion pulmonaire, surtout la congestion passive, occupe souvent une grande étendue du poumon à la partie inférieure et en arrière ; alors, avec la faiblesse des bruits respiratoires, se perçoivent des râles muqueux à fine bulle; il existe de la matité, les parties supérieures sont indemnes ; il n'y a pas de doute possible.

La diminution du murmure vésiculaire est une des caractéristiques de l'emphysème; mais l'emphysème est une lésion toujours provoquée; l'accès d'Asthme, comme il sera expliqué tout à l'heure, provoque sûrement la dilatation des bronches terminales.

L'obscurité respiratoire, dans l'affection qui nous occupe, dépend d'un emphysème asthmatique, qui, d'après les cas nombreux qu'il m'a été donné d'observer, ne fait jamais défaut.

L'emphysème asthmatique se distingue des autres par sa généralisation; toutes les vésicules terminales sont uniformément distendues. L'emphysème, provoqué par des efforts de toux, bronchites, catarrhes, coqueluches, occupe exclusivement les parties supérieures du thorax.

Malgré leur rareté, il est un certain nombre de dyspnées, presque toujours d'origine nerveuse, qu'avec un peu d'attention on ne confondra pas avec l'Asthme.

Les nerfs récurrents peuvent être tiraillés par une distension anévrismatique de l'aorte; ils peuvent être comprimés par des tumeurs ganglionnaires du médiastin, il en résulte des accès de dyspnée souvent effrayants. Ils sont dus à l'oblitération de la glotte, les muscles qui la composent étant paralysés, la pression atmosphérique pèse sur eux et tend à les fermer ; c'est l'inspiration surtout qui est pénible et sifflante, *l'expiration est facile,* et au lieu d'être sifflante comme dans l'Asthme, elle s'accompagne souvent d'un bruit de *cornage.*

La respiration est précipitée, la voix est altérée. Rien de tout cela n'a lieu dans l'asthme, et du reste les caractères que j'appelle distinctifs de cette dernière affection manquent dans les troubles des récurrents. L'auscultation permet, enfin, dans la plupart des cas, de remonter à la cause et de diagnostiquer, soit l'anévrisme de l'aorte, soit l'hypertrophie ganglionnaire du médiastin.

Les intoxications provoquant souvent des désordres nerveux peuvent amener des dyspnées d'origine nerveuse. Il est bon de se rappeler que l'intoxication saturnine affecte assez souvent les nerfs récurrents, produisant ainsi la dyspnée et même l'asphyxie.

DESCRIPTION DE L'ACCÈS

L'accès se produit souvent dans la deuxième moitié de la nuit.

Le malade, éveillé par un malaise inexplicable, sent tout à coup sa poitrine serrée, il étouffe.

Le diaphragme se contracte, devient immobile, refoule les organes abdominaux ; les intercostaux et le grand dorsal soulèvent les côtes ; les pectoraux ramènent les coudes en arrière ; les scalènes et le trapèze soulèvent les épaules.

Le malade est anxieux. Les uns demeurent immobiles, d'autres s'agitent, tous sont avides du grand air.

L'inspiration est très difficile, toute sorte de contraction musculaire est mise en jeu pour l'exercer.

L'expiration survient brusquement ; elle se fait d'une façon insensible et *très prolongée*.

Le nombre de mouvements respiratoires est normal ou ne s'écarte guère de la normale.

A la percussion, la sonorité du poumon est exagérée.

L'auscultation décèle un affaiblissement du murmure respiratoire ; il existe des râles sibilants ou ronflants très étendus, se déplaçant aisément et se transformant, à la fin de l'accès, en gros râles muqueux. Les sifflements sont toujours plus nombreux pendant l'expiration, ils n'existent parfois qu'avec elle.

Le pouls est souvent très petit et cette petitesse est proportionnelle à l'oppression.

L'anxiété est très grande, le cœur peut s'arrêter et produire la syncope. La face est pâle ; la température s'abaisse malgré la sensation de chaleur qu'éprouve le malade, et malgré la sueur qui l'inonde.

Les urines sont souvent abondantes et incolores au début de l'accès ; troubles, sédimenteuses, chargées d'urates à la fin.

J'ai constaté que l'accès est souvent annoncé par un malaise particulier, auquel le malade ne se méprend pas quand il a eu quelques crises.

COMMENT SE PRODUIT L'ACCÈS D'ASTHME

Expérimentalement, on peut simuler un accès d'Asthme par une excitation énergique du nerf vague, tous les muscles inspirateurs sont alors plus ou moins tétanisés, et l'inspiration est arrêtée, difficile ; à l'inspiration succède une expiration prolongée et sifflante, elle est produite par l'élasticité du poumon, puis les muscles expirateurs agissent à leur tour, excités par le laryngé supérieur qui contrebalance l'action du nerf vague.

Pinel attribuait l'accès d'Asthme à des accidents paralytiques. La section du nerf vague amène un ralentissement énorme de la respiration, le rhythme est sensiblement normal dans l'Asthme.

Si l'innervation du pneumo-gastrique est supprimée, l'inspiration se fait lente, mais profonde.

L'expiration dans les paralysies est encore plus caractéristique; elle est courte, brusque, ne s'accompagne pas de sifflements ; il y a un temps d'arrêt entre la fin de l'expiration et le début de l'inspiration.

La paralysie des récurrents produit des accès d'étouffement, avec respiration plus accélérée que dans l'Asthme; cette paralysie entraîne, de plus, la perte de la voix, le sifflement se produit à la glotte et à l'*inspiration seulement*.

La théorie du spasme bronchique a été certainement la plus répandue avant même que Reiseissein eut découvert les fibres musculaires des canaux bronchiques ; depuis lors, surtout, la théorie du spasme avait été acceptée par les premières autorités médicales : Laennec, Valleix, Grisolle, Trousseau, etc.

Si le spasme bronchique fermait l'entrée des alvéoles terminales, le thorax serait plutôt retréci que dilaté, non-seulement le murmure vésiculaire serait diminué ou éteint, mais il y aurait de la submatité générale.

Les fibres lisses des muscles de Reiseissen ne pouvant fonctionner qu'avec lenteur, l'attaque d'Asthme ne pourrait venir ou cesser brusquement.

Enfin, ces muscles sont bien loin de pouvoir produire l'effet qu'on leur a attribué, d'après les expériences de Wintrich, leur action serait presque nulle ; ils peuvent tout au plus venir un peu en aide à l'expectoration.

Après ces quelques lignes, qui ont surtout pour but de bien séparer l'Asthme des affections qu'on pourrait confondre avec lui, je crois devoir passer immédiatement en revue mes observations, me proposant de les faire suivre de quelques réflexions sur la nature, l'étiologie, les conséquences et le traitement de l'Asthme. Tout cela, il me semble, se déduira avec plus de fruit, des faits observés.

OBSERVATIONS

I

**Bronchite chronique, Emphysème des sommets, Asthme, Obésité,
Gravelle urique, Arthrite déformante aux mains et aux pieds.**

Mme X... 60 *ans.* — Nimes. Const. très forte. Temp. sanguin. Père grave-
leux. Mère rhumatisante. S'est toujours bien portée jusqu'en 1880, à cette
époque bronchite intense, expectoration jaune, abondante, épaisse.

Depuis s'enrhume facilement, elle respire parfois avec peine et rend
alors des crachats filants; des râles sibilants envahissent la poitrine, ils
sont perçus à distance et fatiguent la malade.

Elle s'aperçoit alors que des petits corps blanchâtres, riziformes, assez
consistants, sont projetés sans effort sur la langue, leur expectoration
peut-être plus ou moins abondante, mais elle ne cesse jamais.

La malade a comme un goût de colle qui lui remonte de la poitrine.
Elle éprouve une sensation de démangeaison sous-sternale.

Arrive à Euzet, le 8 juillet 1883.

Toute la poitrine est envahie par des râles muqueux et sibilants. Le
murmure vésiculaire est un peu faible. Le cœur est normal.

Les urines sont rouges, chargées, avec trouble muqueux. Il y a souvent
du ténesme vésical. Les articulations des pouces et des gros orteils se dé-
forment sans que la malade y ressente beaucoup de douleur.

La malade quitte Euzet le 10 août, ayant pris 7 à 8 verres par jour Eau de Lavalette, Eau de Béchamp au repas et 40 inhalations.

Dès les premiers jours, elle a été purgée et l'urine s'est modifiée, elle est devenue très abondante, claire.

Plus de râles sibilants.

Râles muqueux beaucoup plus rares.

Plus de crachats épais.

L'expulsion des petits corps blancs arrondis a toujours lieu, mais en beaucoup moins grande abondance.

Plus de mauvais goût à la bouche, ni de sensation de démangeaison.

L'état général est excellent, Mme X... quitte Euzet très satisfaite.

L'hiver de 1883-1884 se passe parfaitement.

Je revoie la malade le 1er mai 1885, son état est toujours satisfaisant.

Si parfois elle s'enrhume, ce qui est rare, elle expectore épais et non filant, elle n'a plus d'étouffement.

Le murmure vésiculaire est à peu près normal.

On entend quelques ronchus surtout au P. D.

Toujours expulsion de petits grains blancs, elle est moins abondante.

Etat général excellent.

II

Asthme, Névropathie.

Mme X... 27 *ans*. — Nimes. Temp. nerveux. Const. délicate

Mme X... n'a jamais eu de maladies graves. Depuis 1871 elle a des coryzas et des rhumes fréquents en hiver. A partir de 1875, les coryzas sont souvent suivis d'oppressions, de crises d'étouffements.

En juin 1883, les crises sont plus violentes et l'obligent à garder le lit trois ou quatre jours.

Arrivée à Euzet, le 15 juillet 1883, elle a un accès d'Asthme le jour même. On entend dans toute la poitrine des râles sibilants et ronflants. Murmure vésiculaire affaibli.

Les *crachats sont filants*, semblables à l'écume d'escargots, très difficiles à expectorer, ils empèsent le linge.

Mme X... quitte l'établissement le 1er août, elle a pris 22 inhalations, 3 bains, 4 à 5 verres Eau de Lavalette par jour, Eau de Bechamp au repas.

Elle a été purgée avec coliques, a bien uriné. L'appétit a été toujours bon.

On n'entend plus aucun râle dans les poumons, il n'y a plus trace de crachats filants.

Le poumon se déplisse facilement.

J'ai eu des nouvelles de la malade en août 1884. Elle s'est bien portée depuis Euzet et n'a pas eu une seule crise d'Asthme.

III

Asthme, Accidents congestifs.

Mme X, 36 *ans*. — Temp. sanguin. Cons. très-forte. Père Emphysémateux, 63 ans. Mère morte, d'une hernie étranglée, à 45 ans.

Depuis 1880, Mme X. s'enrhume facilement, tousse beaucoup en hiver, *sans expectoration aucune*.

En juin 1883, les étouffements viennent, le matin surtout, après un exercice même modéré, l'ascension de quelques marches, par exemple.

Pendant les crises la malade *expectore des crachats filants*.

Puis, les étouffements viennent la nuit vers une heure du matin après une petite quinte de toux, durent une heure environ, peu à peu la crise se prolonge et la malade arrive à passer la nuit sur sa chaise.

En juillet, les crises durent de une heure à huit et onze heures du matin.

Elle a, durant sa crise, des sifflements très-pénibles, entendus à distance.

Les crises cessent le 29 juillet. Les urines sont presque toujours colorées, chargées d'acide urique, mais encore plus pendant les crises.

Elle est très-constipée.

Arrive à Euzet le 4 août 1883.

L'état général est bon, le pouls a 88.

Bon appétit selles régulières.

Urines chargées.

Règles normales et abondantes.

Les poumons se déplissent mal.

Le murmure vésiculaire est faible, surtout en haut.

L'expiration est un peu saccadée. On entend quelques râles muqueux et sibilants que la malade perçoit.

Quitte Euzet le 18 août, ayant pris 24 inhalations, 6 à 7 verres Eau Lavallette par jour, et Eau Béchamp aux repas.

Purgation énergique.

Appétit augmenté.

Urines tantôt claires, tantôt épaisses, répandant toujours une odeur très-forte.

Les règles sont venues comme d'habitude, mais plus sales.

Les poumons se déplissent mieux, le murmure vésiculaire est toujours affaibli en haut.

La malade n'entend plus aucun bruit dans la poitrine, elle peut danser sans être essoufflée, souffle cependant en montant l'escalier.

Mme X. retourne à Euzet le 20 août 1884. *Elle n'a pas eu une seule crise d'asthme de tout l'hiver*, ne s'est pas enrhumée. Elle a ressenti seulement un peu d'essoufflement en avril et mai 1884. La constipation a disparu.

Les poumons se déplissent très-bien, pas de bruits anormaux.

Elle part le 31 août, ayant pris 20 inhalations, 8 à 10 verres Eau de Lavallette et Eau de Béchamp aux repas.

Elle a été bien purgée et se trouve très-bien.

IV

Asthme, Sable urique.

M. X... 46 *ans.* — Saint-Seriès. Antécédents héréditaires obscurs. Const. athlétique. Temp. sanguin. Meunier, passionné pour la pêche, a beaucoup plongé, *tout en ayant toujours eu la respiration courte.* Il a eu une fluxion de poitrine il y a 7 ans. Depuis lors, s'enrhume facilement l'hiver.

Depuis 2 ans, accès d'Asthme provoqués par la poussière et la fatigue. (Cet homme porte des sacs très lourds).

Douleurs de reins assez fréquentes. Urine laissant un dépôt rougeâtre d'acide urique.

L'humidité l'incommode.

Bon appétit.

Fonctions digestives et urinaires normales. — Arrive à l'établissement le 5 août 1883.

Dans toute l'étendue des poumons, le murmure vésiculaire est affaibli.

En haut, en arrière, en avant et à droite inspiration soufflante.

Bruits du cœur sourds, pas de bruits anormaux.

Départ de l'établissement le 16 août, il a pris 18 inhalations et 12 verres Eau de Lavalette par jour.

Il a été bien purgé ; depuis le 11 août il éprouve un peu de douleur aux reins.

Le 15 août, il boit pour la première fois 7 à 8 verres Eau de Béchamp, *il rend alors du sable rouge en assez grande quantité.*

Le malade s'en va très satisfait. Il sent qu'il respire mieux.

Le murmure vésiculaire est plus énergique.

L'inspiration est toujours soufflante en haut et à droite. Les bruits du cœur sont plus distinctement perçus.

M. X... revient à Euzet le 8 août 1884. *L'hiver dernier a été excellent,* il s'est beaucoup moins enrhumé que par le passé.

Les accès d'étouffement ont été beaucoup plus rares, toujours provoqués par des efforts violents ou par la poussière.

Il n'a plus observé de dépôts rouges dans son urine, cependant il a parfois mal aux reins. Après les efforts de toux, il a parfois une sensation de faiblesse. L'inspiration est toujours un peu étranglée et l'expiration faible. Râles muqueux, fins, congestifs à la base des poumons, perçus dans les grandes inspirations. Cœur normal recouvert par le poumon.

Il s'en va le 16 août, ayant pris 15 inhalations et 8 à 12 verres Eau de Lavalette par jour. A été bien purgé, n'a éprouvé, durant son séjour, aucune crise d'étouffement. Toujours quelques râles muqueux à la base.

V

Asthme, Bronchite chronique, Emphysème.

M. X., 35 *ans*, pasteur à Genève. — Père rhumatisant, mort à 64 ans, d'accidents arthritiques. Mère asthmatique, morte à 84 ans. 7 frères ou sœurs, morts en bas-âge, 1 frère mort à 40 ans d'une affection du cœur. 1 sœur morte à 30 ans de phtisie pulmonaire.

M. X. commence à se plaindre de bronchites à 18 ans.

A 25 ans, 2 bronchites graves. A 26 ans, mission à Haïti où il reste 4 ans, il est malade tout le temps, il a des accès d'asthme chaque nuit.

A 29 ans, revient en Europe, se trouve un peu mieux en arrivant. Il contracte bientôt une fluxion de poitrine grave.

Depuis il n'y a plus eu d'accidents aigus, mais le malade a toujours toussé et craché beaucoup, et a eu des violents accès d'étouffement. Les crachats sont épais ou filants, ces derniers, surtout, le font beaucoup tousser, ils sont amendés, ainsi que les étouffements, par l'usage des cigarettes d'Espic.

Le malade arrive à Euzet le 7 avril 1883.

Il tousse beaucoup, crachats épais et filants, respiration pénible, dort bien, sueurs nocturnes abondantes, se fatigue vite en marchant, surtout si le terrain est accidenté.

Bon appétit, digère bien, va bien du corps, urine beaucoup.

Le murmure vésiculaire est uniformément amoindri, on entend parfois à la base des poumons des râles muqueux très fins et très faibles, inspiration soufflante et parfois sifflante, surtout en haut durant les efforts de toux.

La sonorité est un peu diminuée. Les bruits du cœur sont faibles.

La base du cou est tuméfiée par l'emphysème

M. X. quitte l'établissement le 9 septembre 1883.

Il a pris 10 à 12 verres Eau de Lavalette par jour, 1 litre Eau de Béchamp à ses repas, 28 inhalations, 3 bains.

M. X. ne tousse plus, il expectore seulement le matin quelques crachats un peu épais, *plus de crachats filants*. Il a supprimé, ce qui ne lui arrivait jamais, les cigarettes d'Espic. .

Le murmure vésiculaire s'entend mieux.

L'inspiration est toujours soufflante, et l'expiration prolongée.

Plus de râles muqueux. La sonorité est plus grande. On entend mieux les bruits du cœur.

Le malade a été bien purgé (selles très bilieuses.)

L'appétit est sérieusement augmenté. L'état général est excellent, M. X. a engraissé, il dort bien, ne sue plus la nuit, marche beaucoup sans fatigue et n'est pas essoufflé, même en montant.

Ce résultat, qui fut meilleur qu'on n'aurait osé l'espérer se maintint.

J'ai eu des nouvelles de M. X. en septembre 1884, il était toujours très satisfait.

VI

Asthme, Congestion pulmonaire chronique, Hémoptysie.

Mme X... *42 ans.* — Des Vans (Ardèche). Père 80 ans emphysémateux. Mère morte à 52 ans d'une pleurésie. 1 frère toussant beaucoup. 2 sœurs se portant bien. N'a pas eu d'autres maladies qu'une grande disposition à tousser et à cracher.

Il y a 15 ans environ, qu'à l'époque des règles, elle prend mal, a des frissons, crache beaucoup. *Accès d'étouffements*, crachats jaunes, épais, d'autres *filants, colants*, crachats striés de sang depuis plus de 10 ans.

Pertes abondantes 2 fois par mois, de 6 à 8 jours de durée, l'obligeant à garder le lit.

Pendant la crise d'étouffement, l'estomac ne peut recevoir les aliments qu'après une abondante expectoration.

Va régulièrement du corps, *urines rouges* épaisses, *troubles durant les crises*.

Dort mal, agitée, supporte assez bien la fatigue. .

En juillet 1883, crachements de sang plus abondants que jamais.

Arrive à Euzet le 20 août 1883. Dans toute l'étendue des deux poumons, murmure vésiculaire éteint, inspiration difficile, étranglée. Tout autre bruit n'existe pas ou est masqué.

Congestion pulmonaire généralisée.

Règles régulières.

Assez bon appétit, digère mal.

Dort peu.

Quitte Euzet le 25 août 1883. A pris 7 inhalations, 3 à 5 verres par jour Eau de Béchamp.

A été bien purgée, selles bilieuses.

L'appétit est meilleur.

Ne tousse plus depuis le 23 août.

Pas de crachement de sang durant son séjour à l'établissement. Elle dort mieux, n'est pas agitée.

Elle a repris un peu de couleur.

Revient à Euzet le 3 août 1884. *L'hiver a été excellent, elle n'a pas eu une seule crise d'Asthme,* ne s'est *pas alitée un instant. Plus d'hémoptysie.* Elle s'en va le 26 août, ayant pris 26 inhalations et 8 verres par jour Eau de Lavalette.

Purgation énergique, l'appétit est meilleur, la malade se trouve bien tout en ayant contracté un rhume en arrivant.

Les nuits sont toujours agitées. Murmure vésiculaire affaibli surtout au sommet du P. D. Il n'y a cependant ni râles, ni expiration soufflante, un peu de sibilance dans les efforts de toux à l'expiration. Rien à noter au P. G.

VII

Asthme, Bronchite chronique, Emphysème, Interlobulaire des sommets, Catarrhe gastro-intestinal grave, Cachexie.

M. X... 58 *ans,* chef de bureau (Nimes). Père rhumatisant. Mère morte cardiaque à 68 ans 1 frère rhumatisant.

Enfance chétive.

Hémorrhoïdaire en 1865, il fait, dit-il, des remèdes qui font disparaître les hémorrhoïdes en 1868.

A partir de ce moment il a *des accès d'oppression* qui reviennent une ou deux fois tous les ans.

En 1878 et 1880, deux saisons à Cauterets, pas de résultat.

En 1882, saison aux Mont-Dore, il y prend rapidement l'embonpoint, mais à son retour il perd très vite ses apparences de santé.

En 1883, nouvelle saison au Mont-Dore, pas d'amélioration, il ne s'engraisse pas comme à la première saison, et l'hiver de 1883-1884 est le plus mauvais de tous.

En mars 1884, le malade prend 18 bains d'air comprimé, il s'en trouve très bien dès le premier. En mai, l'oppression revient et le malade a de fortes crises en juin.

Vient à Euzet le 14 juillet 1884. Son état est grave, le pouls, de 80 à 90, est déprimé, la figure jaune-paille, le malade peut à peine se tenir debout, c'est la période cachectique.

Très sujet au coryza, il s'enrhume facilement, tousse et expectore beaucoup des crachats épais, muqueux auxquels se mêlent parfois des *crachats filants*. Boursouflures emphysémateuses sus-claviculaires des deux côtés, en ce point et aux sommets en avant, sonorité exagérée.

Dans toute l'étendue du poumon inspiration faible, expiration plus faible encore, murmure vésiculaire affaibli, peu de sonorité.

Cœur normal, les bruits sont un peu faibles. Le cœur est situé profondément, il est en grande partie recouvert par le poumon.

La muqueuse intestinale est sérieusement atteinte, le malade a des selles nombreuses, peu abondantes et fétides.

Arrivé à l'établissement le 14 juillet, il est tout d'abord soumis à un traitement complexe, dans lequel entre l'Eau de Lavalette à la dose de quelques cuillerées seulement, avant l'absorption de la substance alimentaire (jaune d'œuf frais délayé dans 1 cuillerée de cognac et 6 cuillerées d'eau de gomme).

L'eau ainsi administrée devait, à mon avis, modifier la muqueuse gastro-intestinale.

La diarrhée cesse, les forces reviennent un peu, une alimentation plus complète peut se faire sans danger, la dose d'Eau de Lavalette est augmentée, le malade prend une inhalation tous les jours.

L'amélioration se fait rapidement, le malade peut faire de longues promenades, il tousse, mais beaucoup moins, *n'a plus de crachats filants*, plus d'oppression, toujours des crachats épais, surtout le matin.

Il quitte l'établissement le 15 septembre dans un état plus satisfaisant qu'on n'aurait osé l'espérer.

L'hiver de 1884-1885 est relativement bon, l'appétit ne se dément pas un seul instant, le malade tousse et crache toujours surtout le matin, mais il ne se produit aucun accident asthmatique , *plus d'accès d'étouffement , plus de crachats filants*.

Il y a parfois des phénomènes de congestion vers la face, ils diminuent ainsi que la toux sous l'influence de l'Eau d'Euzet, qui augmente les selles, les rend plus abondantes et leur donne un caractère bilieux.

J'examine le malade le 29 mars 1885, la sonorité générale du poumon est accrue. Le murmure respiratoire est beaucoup plus énergique.

L'inspiration est toujours étranglée, mais bien moins. L'expiration est aussi beaucoup moins faible.

On entend des râles sibilants et ronflants peu nombreux et qui se déplacent.

Le malade sent sa respiration beaucoup plus facile, *il tousse bien moins, n'a pas eu d'accès d'oppression.*

Le malade et son médecin sont bien satisfaits des résultats acquis.

VIII

Asthme, Bronchite chronique, Sable urique.

M. X., 50 *ans*, ajusteur (Bessèges). Tempérament sanguin. Constitution forte.

Père asthmatique.

Sœur arthritique.

Urines laissant souvent des dépôts rouge brique, elles sont noirâtres durant les accès.

S'est bien porté jusqu'à l'âge de 45 ans, depuis lors tousse et crache beaucoup, il a des accès d'étouffement l'hiver.

Arrive à Euzet, le 22 juillet. Rudesse respiratoire entendue à distance. *Murmure respiratoire affaibli.* Inspiration étranglée. Expiration faible.

Bon appétit. Digère bien, dort bien.

Les crises d'Asthme, dit-il, viennent surtout au mois de mars.

Ce malade ne passe que 8 jours à l'Etablissement, prenant 5 inhalations et 10 verres Eau Lavalette par jour. Purgation énergique. Selles bilicuses, urines très-abondantes et claires.

Mêmes signes stétoscopiques. Il respire mieux. Les renseignements que je reçois de son médécin (10 mai 1885) sont bons, l'hiver a été incontestablement meilleur que les précédents.

IX

Asthme, Bronchite chronique, Emphysème général plus prononcé au sommet.

M. X... 57 *ans* (Bessèges).

Mère asthmatique, morte à 75 ans.

Père mort d'une attaque à 79 ans.

Temp. nerveux. Cons. bonne. S'est bien porté en étant soldat, a eu des fièvres en Afrique pendant 7 à 8 mois.

A 30 ans, pleurésie suivie d'accès d'étouffement.

Depuis cette époque craint le froid, *les gelées blanches* surtout.

Tousse et crache beaucoup l'hiver.

Passe bien des nuits sans se coucher, surtout *aux changements de saison.*

Ce qui le calme le mieux c'est la *Poudre Cléry.*

Toutes les années il a des crises en octobre et en mars. Il a fait 15 saisons à Euzet presque toujours très courtes, 10 à 12 jours, et a remarqué que s'il y manque, l'hiver est beaucoup plus mauvais.

Vient à Euzet le 29 juillet. Peu d'appétit, digestion difficile, constipation, urines souvent chargées, laissant un dépôt rouge brique d'acide urique.

Est très essoufflé en marchant.

Le murmure vésiculaire est très affaibli, surtout dans les 2/3 supérieurs.

L'inspiration est étranglée.

L'expiration s'entend à peine.

Pas de râles.

Bruits du cœur normaux.

Il quitte Euzet le 11 août, ayant pris 20 inhalations et 1 litre 1/2 environ Eau de Lavalette tous les matins.

Purgation énergique.

Appétit bien meilleur. Digestion facile.

Marche facilement sans être essoufflé.

Le murmure vésiculaire s'entend beaucoup mieux.

X

Bronchite chronique, accès d'Asthme sub-aigu.

M. X... 60 *ans,* (Alais). Grand-père, mère et sœur morts de la poitrine après 50 ans. Père mort d'apoplexie. Temp. sanguin, cons. forte.

Arrive le 4 août 1884, s'est toujours bien porté. Adénite cervicale vers 45 ans.

Trois saisons à Uriage, dont il se trouve bien.

A 48 ans *sciatique,* puis douleur à l'épaule.

Quatre saisons à Aix dont il se trouve bien.

Il y prend des douches chaudes.

Après Aix, plus de douleur aiguës.

Depuis 2 ans est quelquefois pris, la nuit, *d'étouffements* qui cessent si le malade se lève.

Tousse l'hiver, le matin. Les bronches sont très susceptibles, elles se-crètent beaucoup de crachats épais. Sujet à des douleurs intercostales.

Arrivé à Euzet le 4 août. Poitrine fatiguée le matin. Crache et tousse beaucoup. Marche toujours facilement.

Peu d'appétit.

Digère bien.

Selles régulières.

Tube digestif irritable.

Ne peut supporter les œufs. Urines uriques.

Murmure respiratoire faible, surtout vers la partie supérieure de la poitrine. Le cœur est sain.

Le malade quitte l'établissement le 17 août, il a pris 10 inhalations et 15 verres Eau de Lavalette par jour.

Il a été bien purgé, l'appétit est meilleur, la digestion se fait mieux.

Il ne tousse plus et ne crache plus.

Les renseignements que je reçois de son médecin à la date du 25 avril 1885 sont excellents.

L'hiver s'est bien passé, M. X... n'a pas eu d'étouffements, il a beaucoup moins toussé que les hivers précédents.

XI

Asthme, Névropathie.

*M*ᵐᵉ *X...* 40 *ans*, (Nimes). Temp. nerveux. Cons. médiocre. Père mort phthisique. Mère morte d'une fluxion de poitrine. 2 sœurs mortes phthisiques. Grand'mère morte de consomption.

Pas maladive étant enfant. A 18 ans, fièvre typhoïde. Elle a eu 5 enfants, en a allaité 2.

Les suites de couches étaient mauvaises.

Hémorrhoïdes et fissures.

Il y a 5 ans bronchite, depuis a des étouffements subits avec crachats filants.

Souvent un coryza est le début de la crise.

En juin 1884, accès violents venant à peu près toutes les nuits vers minuit.

Vers la fin de juin, ils venaient vers 7 heures du matin.

Au début des crises, l'urine est absolument incolore.

5 août 1884, inspiration étranglée dans toute l'étendue des deux poumons, plus en haut qu'en bas.

Murmure vésiculaire affaibli.

Cœur sain, (bruits faibles).

La malade est pâle, amaigrie, elle mange à peine, est fortement constipée, ne va du corps que par lavement.

Elle quitte l'établissement le 19 août, ayant pris 27 inhalations et 2 à 3 verres Eau de Lavalette par jour.

Elle n'a pas été purgée et a cependant beaucoup plus d'appétit.

Elle n'a pas toussé, n'a eu aucun signe de crise.

Elle se sent plus forte et mange mieux.

A la date du 1ᵉʳ mai 1885, le médecin de la malade me disait que l'hiver avait été relativement très bon et que la malade et lui étaient très satisfaits.

XII

Asthme, Congestion pulmonaire, Sable urique.

M. X... 56 *ans.* Ex-mécanicien, (Nimes). Temp. Sanguin. Cons. forte.

Père 85 ans, bien portant. 1 frère et 1 sœur morts hydropiques. S'est toujours bien porté jusqu'à 44 ans, est pris, à cette époque, de ce qu'il appelle un froid et chaud et reste 3 ou 4 mois malade. Depuis il est très sensible aux variations climatériques, il tousse beaucoup et a des crachats épais et abondants.

En 1882, il a une bronchite durant laquelle on constate un œdème des jambes. A partir de ce moment, il est sujet à des étouffements venant surtout la nuit, plus fréquents par un temps froid, il a alors des crachats filants. Il entend parfois des battements dans l'oreille, a des palpitations fréquentes de 1 à 4 fois par semaine.

En mai 1884, il contracte une bronchite intense, l'œdème aux jambes reparaît.

Arrive à Euzet le 7 août 1884. Bon appétit, digère bien, selles régulières, urines parfois troubles avec *dépôts uriques.*

Toux, crachats épais, se fatigue vite en marchant, sa tête est souvent congestionnée, surtout le matin, il est, du reste, toujours plus fatigué le matin en sortant du lit.

Poumon G. matité générale, inspiration étranglée sifflante, expiration facile.

Poumon D. L'inspiration est soufflante, l'expiration un peu faible, mais le murmure vésiculaire est beaucoup plus fort que du côté opposé.

Quitte Euzet le 30 août, ayant pris 39 inhalations et 15 à 20 verres Eau de Lavalette. Il est énergiquement purgé, il urine beaucoup, et cependant s'il prend de l'Eau de Béchamp, il est encore plus purgé et urine davantage.

Le 15 août, il eut un accès d'Asthme de courte durée, mais il éprouve parfois une certaine difficulté à respirer.

Le poumon G. respire mieux.

A la partie inférieure du poumon D., on entend des râles muqueux fins.

Le malade a reprit de l'appétit, il digère bien, marche mieux.

La langue est toujours restée blanche,

XIII

Asthme, Congestion pulmonaire, Accidents cardiaques, Sable urique.

M. X... 38 *ans*, lampiste, (Nimes). Temp. nerveux. Cons. bonne. Père mort soldat à 28 ans. Mère bronchique, morte à 53 ans d'accident. 2 sœurs se portant bien.

Pas maladif dans l'enfance.

En 1864 prend froid, reste un mois au lit.

En 1871, 15 jours au lit par suite de fatigue. Palpitation.

En 1877, fluxion de poitrine. Tousse et crache beaucoup.

Depuis, la poitrine est très délicate.

En 1880 et 1881 saison à Euzet.

Les hivers suivants ont été meilleurs.

Laryngite depuis 3 ou 4 ans,

Etouffements dans la nuit. Ils sont violents durant 3 ou 4 heures.

Vient à Euzet le 8 août 1884. Il est congestionné, devient souvent rouge.

Est essoufflé s'il marche vite, surtout en montant.

Appétit assez bon.

Digère mal, a des aigreurs.

Diarrhée depuis 1 mois 1/2.

Souvent *urines rouges,* parfois difficulté d'uriner.

Jambes *fatiguées,* elles *sont froides, les pieds* suent.

Les poumons présentent en haut un affaiblissement uniforme du murmure vésiculaire, sans bruits anormaux ; l'inspiration n'est pas étranglée comme chez la plupart des asthmatiques.

Au commencement de l'accès, il y a des crachats filants, la toux est sèche, difficile, à la fin de l'accès, les crachats deviennent plus épais et la toux plus facile.

Le cœur ne fonctionne pas régulièrement, il y a souvent des palpitations, pas de bruit de souffle.

M. X... quitte Euzet le 23 août, ayant pris 8 à 10 verres Eau de Lavalette, 20 inhalations par jour. Eau de Béchamp aux repas,

Il a été bien purgé, l'appétit est meilleur.

Je revois le malade dans les premiers jours de mai 1885, il n'a pas eu un seul accès d'Asthme cet hiver, il a beaucoup moins toussé. On ne retrouve aucun signe stétoscopique, le murmure vésiculaire est à peu près normal.

XIV

Asthme, Bronchite, Congestion pulmonaire.

M. X... 29 *ans*, comptable. Temp. bilioso-nerveux. Cons. médiocre.
Rien du côté de l'hérédité.
Enfance débile, mais pas maladive.
Depuis 2 ou 3 ans s'enrhume facilement, surtout l'hiver, tousse et crache beaucoup, épais, verdâtre. Crachats filants difficiles à expectorer.
A parfois des coliques nerveuses épouvantables durant 3 ou 4 heures et ne peut alors aller du corps.
Accès d'Asthme surtout la nuit.
Il est pris tout d'un coup, se lève sur son séant, est inondé de sueur, tousse et expectore avec peine des crachats filants.
Le matin a parfois des crachats verts très difficiles à expectorer, les urines sont souvent chargées d'acide urique.
Arrive à Euzet le 13 août. Bon appétit.
Digère bien.
Va bien du corps.
Tousse beaucoup, a eu un accès d'Asthme en arrivant, a passé la nuit assis sur son lit.
Râles muqueux dans la partie inférieure des deux poumons.
En haut , l'inspiration est bruyante , sifflante parfois dans les efforts de toux.
Cœur normal.
Il quitte Euzet le 25 août, ayant pris 24 inhalations et bu 2 à 3 verres Eau de Lavalette par jour. A cette dose, il est très énergiquement purgé et a même, au début, des selles dyssentériques qui le fatiguent.
La dyssenterie ne dure pas et l'appétit devient excellent.
A son départ, *il tousse et crache beaucoup moins.*
N'a pas eu depuis l'arrivée un seul accès d'étouffement.
Expectore encore quelques fois, bien plus rarement, mais toujours avec beaucoup de peine des crachats verts.
Les signes stétoscopiques sont les mêmes qu'à l'arrivée, l'état général est meilleur.

Le malade marche mieux, il est beaucoup moins essoufflé.

Le 15 avril 1885, j'apprends par son médecin que l'amélioration ne s'est pas maintenue ; l'hiver s'annonçait mal, et le malade est allé en Algérie où il s'est mieux trouvé.

XV

Asthme, Bronchite chronique, Sable urique.

M. X... 59 *ans*, ex-mécanicien au chemin de fer, (Nimes). Temp. nerveux. Cons. bonne.

Mère emphysémateuse.

Tante asthmatique.

Fils rhumatisant.

Sœur emphysémateuse.

S'est bien porté jusqu'en 1881, il éprouve alors une violente émotion, depuis il a l'estomac fatigué.

En mars 1882 accès d'étouffement.

Tousse pour la première fois en octobre 1883, tout l'hiver il a des crises d'Asthme avec coryza prémonitoire. Expectore des crachats filants. Ses urines sont souvent troubles à dépôt urique.

Arrive à Euzet le 23 août 1884.

Tousse et crache beaucoup, a des crachats muqueux et d'autres petits, épais et verdâtres, il est très essoufflé en marchant.

Le murmure vésiculaire est généralement affaibli.

L'inspiration est étranglée.

L'expiration éteinte.

On entend, à l'inspiration, de gros ronchus surtout du côté droit.

Le cœur est sain. Le malade a assez d'appétit.

Traitement, 7 à 8 verres Eau de Lavalette, 2 inhalations par jour.

Il est tout de suite bien purgé, l'appétit devient meilleur, il dort mieux.

Le 10 septembre il a une crise d'Asthme qui ne dure que quelques heures. L'attaque semble céder à la *Poudre de Cléry*.

Depuis sa crise, il tousse davantage.

Il quitte l'établissement le 20 septembre très satisfait,

Il tousse moins, est moins essoufflé, l'état général est meilleur.

Il a remarqué que les urines étaient beaucoup moins chargées que par le passé.

Je revois le malade le 15 avril 1885, il n'a eu que deux accès d'Asthme de faible intensité cet hiver, alors seulement il a rendu quelques crachats filants, les coryza sont toujours fréquents.

Il a contracté, en janvier, une bronchite capillaire grave.

Aujourd'hui il est très bien. l'état général est bon, le malade a beaucoup engraissé. Le murmure vésiculaire est généralement affaibli. On entend quelques ronchus.

XVI

Asthme.

M. X... 26 *ans*, (Nimes). Temp. nerveux. Cons. moyenne.

Père goutteux.

Mère bien portante.

1 frère aîné rhumatisant.

1 frère et 1 sœur se portant bien.

La première enfance n'a pas été maladive. A 8 ans, fluxion de poitrine, depuis bronchites fréquentes, presque tous les hivers.

En avril 1876 premier accès d'Asthme.

Ces accès reviennent tous les ans au mois d'avril, ils sont toujours précédés d'un coryza auquel, du reste, M. X... est très sujet, ils s'accompagnent de crachats filants.

Vient à Euzet le 24 août 1884.

Il est très pâle. Les poumons se déplissent bien, l'expiration est prolongée. Urines chargées d'acide urique.

Boit 3 à 5 verres Eau de Lavalette par jour.

Se trouve très bien et part le 18 septembre. Il a pris 50 inhalations.

Il a été très énergiquement purgé au début, et ses selles sont restées tout le temps liquides et verdâtres.

Les urines sont très abondantes, il n'y a plus de trace de sable.

L'appétit a été meilleur.

M. X... a passé un excellent hiver, il s'est enrhumé parfois, mais n'a pas eu une seule crise d'Asthme.

Son état général est tout-à-fait modifié, sa couleur est meilleure, il a pris de l'embonpoint.

Depuis Euzet, il n'a plus trouvé de sable dans ses urines.

Je revois le malade dans les premiers jours de mai 1885, il revenait de faire un voyage dans la montagne, où il avait beaucoup souffert du froid et de la neige.

Il avait contracté une bronchite, la muqueuse était congestionnée. On entendait des râles sibilants dans les deux poumons. L'expiration était prolongée.

Malgré cet état, il n'y avait pas de trace d'étouffement, ni de crachats filants.

XVII

Asthme.

M. X... 10 *ans.* Temp. nerveux. Cons. délicate. Accidents arthritiques chez ses ascendants paternels et maternels.

Coqueluche violente à 1 an ; depuis les bronches sont délicates. N'a pas d'autres maladies dans son enfance, mais il reste toujours *très pâle.* Il transpire facilement, a presque toujours chair de poule, très sujet à des éruptions lichénoïdes avec prurit intense.

Depuis un an, cette éruption a diminué, mais c'est alors, aussi, qu'ont apparu des crises d'étouffement avec coryza prémonitoire et toux. Première crise en mai 1883. Trois crises en mars 1884.

Elles sont épouvantables, il semble que le petit malade va tomber asphyxié.

Il arrive à Euzet le 5 septembre 1884. Il est maigre, très pâle. A bon appétit, les selles sont tenues régulières par des lavements. Urines fréquentes, souvent claires.

Ne tousse pas, n'est pas essoufflé, n'a pas de douleur, le poumon et le cœur sont sains.

Traitement : 3 à 5 verres Eau de Lavalette, inhalations.

Le petit malade se trouve bien, il reprend des forces, l'appétit est accru.

Le 21 septembre, il est pris d'un catarrhe intestinal violent et a des selles dyssentériques durant 3 ou 4 jours. Puis les selles reprennent le caractère bilieux et l'enfant se trouve bien. Il quitte l'établissement le 28 septembre. Il est plus fort, son teint est meilleur quoique très pâle.

L'hiver se passe bien, l'enfant se développe d'une façon *remarquable*, il ne tousse pas, digère bien, a bon appétit, le teint s'est un peu coloré, il est devenu méconnaissable.

A la fin de février 1884, nouvelle crise d'Asthme bien moins forte que la précédente, elle est précédée de saignements de nez, et l'enfant sent très bien, plusieurs heures auparavant, qu'il va avoir une crise.

J'ai des nouvelles du petit malade en mai, sa crise n'a pas eu de suite et ne s'est pas renouvelée. L'état du malade est excellent.

RÉFLEXIONS

Si nous résumons par un tableau les renseignements de l'hérédité et des maladies concomitantes fournis par nos 17 asthmatiques.

Nous trouvons :

Arthritisme chez :

Le père, la mère et divers membres de la famille. Obs. v, vii, x, xvii.

Le père et la mère. Obs. i.

Le père et d'autres membres de la famille. Obs. vi, viii, xvi.

La mère et d'autres membres de la famille. Obs. xv.

Le père. Obs. iii.

La mère. Obs. ix, xiii.

Dans la famille. Obs. xii.

Nous trouvons :

Des dépôts uriques dans les Obs. i, iii, iv, vii, viii, ix, xii, xiii, xv, xvi.

La bronchite chronique dans les Obs. i, v, vii, viii, ix, x, xii, xv.

La congestion pulmonaire dans les Obs. vi et xiii.

L'Obs. i, présente avec l'asthme, une bronchite chronique, l'obésité, une arthrite déformante et du sable urique.

L'Obs. x, a des douleurs articulaires et une sciatique.

L'Obs. xvii, a du lichen.

L'Obs. v, a une sœur morte phthisique.

L'Obs. x, a la grand'mère, la mère, le frère et 2 sœurs mortes phthisiques.

L'arthritisme est mêlé à tous ces cas, sauf peut-être dans le ii, le xi et le xiv.

Pour l'Obs. II, des renseignements précis me font défaut.

L'Obs. XIV, ne présente point d'antécédents héréditaires et n'a pas non plus d'acide urique dans les urines.

Il convient de noter que cette dernière est la seule dont l'amélioration produite à l'établissement ne se soit pas maintenue.

On est autorisé, il me semble, à conclure de ces faits que, l'arthritisme a été presque pour tous la cause occasionnelle ; sans doute on retrouve parfois comme dans l'Obs. IV, une cause déterminante, la poussière du moulin, mais cette dernière n'aurait pas amené l'accès d'asthme si le terrain n'avait été arthritique et ce qui le prouve, c'est que, cet état morbide étant modifié d'une façon durable par l'Eau d'Euzet, l'acide urique a *disparu* des urines et les accès d'asthme ne se sont pas reproduits bien que cet homme vécut toujours dans son moulin.

Bien des causes déterminantes ont pu intervenir pour impressionner par action réflexe les nerfs respiratoires, mais pour provoquer l'accès d'asthme il faut, dans le plus grand nombre de cas, tout au moins, une disposition particulière encore inexpliquée, des altérations pathologiques encore mal connues, provoquées par un état morbide général appelé *arthritisme*.

Dans ces 17 Obs. on trouve durant la crise l'expectoration filante disparaissant avec l'accès et l'affaiblissement du murmure vésiculaire persistant au contraire pendant très longtemps après les crises.

On ne peut émettre que des présomptions sur l'origine de ce liquide filant.

Bien des névralgies ou des névroses amènent une hypercrinie des muqueuses avoisinant les nerfs intéressés.

Ainsi, la salivation dans les névralgies de la langue ou du trijumeau, l'écoulement des larmes dans les névralgies occulaires, le flux intestinal ou l'abondance des urines dans les névralgies lombo-abdominales, etc.

Le liquide filant de l'asthme est-il simplement un accident de même nature que les précédents ? C'est là, il me semble l'explication la plus plausible du phénomène.

En tous cas ce liquide fortement adhérent aux bronches est la cause des râles sibilants et musicaux de l'asthmatique.

Ils sont produits par le passage de l'air à travers une bronche retrécie dans des conditions données par ce liquide très adhérent, chaque effort de toux peut modifier l'oblitération, aussi ces râles sibilants et sifflants se déplacent-ils avec facilité.

Quant à l'explication du murmure vésiculaire plus ou moins affaibli, elle est beaucoup plus sûre et son étude offre un sérieux intérêt.

Pendant la crise d'asthme le murmure vésiculaire est éteint.

Les muscles inspirateurs se trouvant alors contractés, la pression atmosphérique fait pénétrer l'air dans le poumon, *l'élasticité* des alvéoles terminales est vaincue et ces alvéoles sont distendues plus ou moins, suivant l'état tétaniforme plus ou moins prononcé des muscles inspirateurs.

A l'état normal, lorsque les muscles inspirateurs se détendent, l'élasticité du poumon ramène les vésicules terminales à leur volume primitif.

Le déplissement et la contraction de la vésicule, l'entrée et l'issue de l'air qui en résultent se traduisent à l'oreille appliquée contre le thorax par ce qu'on a appelé le *murmure vésiculaire.*

La moindre altération de texture, la plus légère modification fonctionnelle s'accusera par des signes stétoscopiques distincts et l'étude des variations de ce murmure est bien certainement la partie la plus importante de l'auscultation.

Dans l'accès d'asthme, les vésicules sont maintenues en distension forcée par la pression atmosphérique.

Il en résulte immédiatement la suppression du murmure vésiculaire et comme conséquence ultérieure l'affaiblissement de ce même murmure.

Tout corps élastique maintenu pendant longtemps en distension exagérée perd de ses propriétés rétractiles.

Les vésicules terminales du poumon obéissant à cette loi générale sont beaucoup moins élastiques après les distensions de l'accès.

Il en résulte un affaiblissement durable du murmure vésiculaire, proportionné au nombre d'accès, à leur durée, à leur violence.

Si les crises restent longtemps sans se reproduire, l'élasticité revient d'une manière plus ou moins complète. Obs. I, III, IV, V, IX, XIII, XVII.

Avec l'affaiblissement du murmure, on constate souvent *l'expiration prolongée*, elle est une conséquence du défaut d'élasticité vésiculaire. Non-seulement les terminaisons bronchiques se vident sans énergie, sans bruit, mais encore elles se *vident lentement*.

Ce signe stétoscopique se constate dans l'emphysème asthmatique généralisé, mais il est beaucoup plus sensible dans l'emphysème du sommet des maladies à toux expulsive et il ne faudrait pas conclure de lui à une affection tuberculeuse. Dans cette dernière on retrouve aussi dès le début, l'expiration prolongée, ici l'élasticité bronchique est détruite partiellement par l'invasion des éléments tuberculeux.

TRAITEMENT

Il est très digne de remarque que *tous* les asthmatiques sans exception se sont bien trouvés à Euzet.

Un seul d"entre eux, Obs. xiv, n'a pas bénéficié de sa saison l'hiver suivant.

Il en est, Obs. i, pour lesquels une seule saison a eu des effets favorables durant deux hivers consécutifs.

Quelques malades semblent tout-à-fait guéris, n'ayant éprouvé depuis leur séjour à Euzet, aucun accident de quelque nature que ce soit. Chez ces derniers l'asthme n'était accompagné d'aucun autre accident morbide.

Chez d'autres qui sont de beaucoup les plus nombreux, l'asthme se complique de bronchite, d'emphysème interlobulaire des sommets, etc.

L'emphysème interlobulaire est une altération définitive, il ne s'agit plus ici, comme dans l'emphysème généralisé de l'asthme, d'un défaut de contractilité vésiculaire ; des communications inter-alvéolaires se sont établies, il y a des cavités qu'aucun traitement ne peut faire disparaître. La thérapeutique se borne à modérer la sécrétion, toujours considérable dans ce cas, de la muqueuse bronchique ; et à favoriser l'hématose rendue plus difficile.

Il ressort de toutes nos observations que si le traitement suivi à Euzet modifie la muqueuse bronchique, s'il favorise l'hématose, ses effets les plus remarquables et les plus accusés consistent surtout dans la guérison ou l'amélioration notable des accidents de l'asthme proprement dit (voyez. Obs. I, V, VI,) dans cette dernière il n'y a plus eu d'hémoptysie depuis le traitement à Euzet, (VII, VIII, IX, X, XIV, XV.) Chez tous ces malades on trouve en même que l'asthme des altérations bronchiques.

Les effets thérapeutiques d'Euzet, analysent pour ainsi dire ces diverses affections pulmonaires concomitantes.

L'emphysème est modifié, mais le malade devra s'astreindre à de grandes précautions s'il veut continuer à profiter de la diminution de secrétion obtenue sans doute par les effets internes et externes du soufre et du bitume.

Les accidents de la bronchite chronique disparaîtront *tout-à-fait*, si le malade veut suivre avec son traitement une hygiène raisonnable.

Pendant longtemps la muqueuse bronchique sera beaucoup moins sensible aux impressions extérieures et leur résistera mieux, ce dont les malades se rendent parfaitement compte.

Il n'est pas probable que le soufre, le bitume et le goudron soient ici les seuls agents thérapeutiques, les modificateurs généraux peuvent seuls expliquer cette persistance des effets curateurs et je crois devoir les attribuer à l'action générale des sels de l'Eau, surtout des sels de magnésie et de chaux.

Quant aux accidents caractéristiques de l'asthme, quels que soient les soins que le malade prenne de sa santé, soit pendant son séjour à l'établissement, soit après, *les résultats les plus favorables découlent du traitement suivi à Euzet.*

Ces résultats frappent d'autant plus l'asthmatique que les accidents supprimés étaient plus pénibles.

S'il est emphysémateux, il expectorera bien toujours plus ou moins, mais il n'aura plus, ou il aura très rarement de ces crachats visqueux et filants si pénibles à expectorer ; si l'emphysème est étendu il éprouvera une certaine gêne de la respiration, surtout avec la recrudescence de la secrétion bronchique, mais les accès paroxystiques si pénibles d'étouffement nocturne auront disparu ou seront atténués et moins fréquents.

Dans tous les cas, en même temps que les accès d'asthme disparaissent ou sont très atténués, *l'acide urique disparaît aussi des urines.*

Si l'accès d'asthme se reproduit, on retrouve aussi des dépôts de sable dans le vase.

La corrélation de ces deux phénomènes est d'une importance capitale.

Elle démontre :

1° *Que dans la plupart des cas, tout au moins, l'asthme est une manifestation de l'arthritisme.*

2° *Que c'est surtout en modifiant l'état général par l'usage interne de l'Eau que le traitement suivi à Euzet amène des effets si remarquables.*

Du reste l'Eau transportée produit des effets analogues, les inhalations ou les pulvérisations sont alors hors de cause.

3° *Que cette modification profonde semble surtout avoir pour effet d'accélérer les mutations nutritives, agissant par là contre les diverses manifestations de l'arthritisme, lesquelles sont appelées par M. le professeur Bouchard :* MALADIES DU RALENTISSEMENT DE LA NUTRITION.

L'usage de l'Eau d'Euzet : *relève le système nerveux, active les fonctions du foie.*

Les alcalins n'ont pas sur la nutrition cette influence accélérante produite par les agents qui stimulent la fonction hépatique.

La chaux fait exception aux autres alcalins, comme elle manque dans les tissus appauvris, son absorption modifie profondément l'organisme et cela d'une FAÇON DURABLE.

L'activité fonctionnelle du foie est indispensable à l'assimilation de la chaux.

Dans toutes nos observations, nous retrouvons sous l'influence du traitement des selles abondantes et bilieuses. En même temps les sels de chaux sont livrés à l'absorption, *dissous dans l'Eau minérale,* c'est-à-dire sous la forme la plus propice à l'assimilation.

Là est le secret des résultats favorables et persistants obtenus par les Eaux d'Euzet.

ANALYSE DES EAUX D'EUZET

SOURCE LAVALETTE

	Henry Osséan.	Béchamp.
Acide sulfhydrique libre..............	0.0047	0.00022
Sulfate de potasse hydraté.............	—	0.02171
» de soude hydraté...............	anhydre 0.491	0.37019
» de magnésie hydraté...........	1.660	0.39604
» de chaux hydraté..............		2.59075
Hyposulfite de soude..................	—	0.05269
Bicarbonate de magnésie.............	0.733	0.22368
» de chaux.................		—
Acétate et Butyrate de soude...........	—	0.00308
Chlorure de sodium...................	0.080	0.02060
» de magnésium		—
Silicate de magnésie.................	—	0.08597
Silice...............................		—
Alumine...........................		0.00218
Protoxyde de fer.....................	0.166	0.00316
Phosphate...........................		—
Matière organique.....................		Traces
Bitume.............................		0.02512
Oxyde de magnèse....................	—	Traces
» de cuivre.....................	—	Traces
	3.130	3.79559

SOURCE BÉCHAMP

CONTREXEVILLE MÉRIDIONAL

Synthèse calculée de l'eau de la source B pour 1000cc d'après M. Béchamp.

Sulfate de potasse	0.00246
— de soude SO^3NaO 10HO	0.00422
— de chaux SO^3CaO 2HO	1.72011
— de magnésie $SO^3MgO7HB$	0.32985
Bicarbonate de magnésie	0.21849
Chlorure de Sodium	0.05095
Acétate de soude	Traces
Acide silicique	0.03600
Alumine	0.00287
Peroxyde de fer	0.00215
Lithine	Traces
Oxyde de cuivre	Traces
Acide carbonique libre	0.30164
	2.66867

Oxygène : 0cc, 8

Azote : 14cc, 1

SOURCE AUPHAN

Analyse calculée de la source A pour 1000cc d'après M. Béchamp.

Sulfate de potasse	0.01206
— de soude SO^3NaO 10HO	0.01708
— de chaux $SO^3CaO2HO$	0.87652
— de magnésie $SO^3MgO7HO$	0.02905
Bicarbonate de magnésie CO^4NaOCO^3HO	0.28988
Chlorure de sodium	0.01734
Acétate de soude cristallisé	0.00204
Acide silicique	0.01500
Alumine	0.00100
Peroxyde de fer	0.00460
Lithine	Traces
Oxyde de cuivre	Traces
Acide carbonique libre	0.07934
	1.34391

Oxygène : cc, 3

Azote : 13cd, 8

Nimes. — Imp. ROGER et LAPORTE, place Saint-Paul, 5.

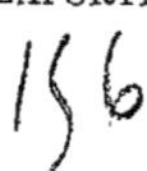

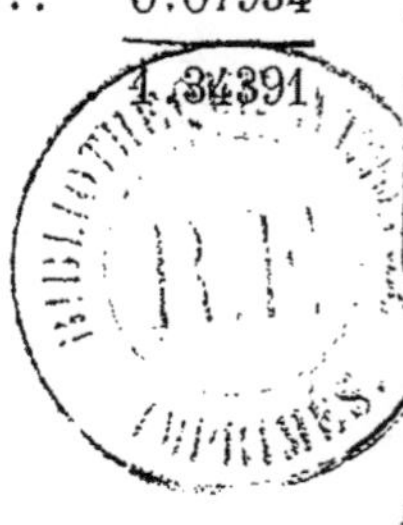

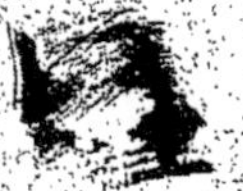

TABLE

Nimes, imp. ROGER et LAPORTE, place Saint-Paul, 5.

9 782014 058222